Dieta Chetogenica

La Dieta Chetogenica è uno stile alimentare che riporta in equilibrio l'organismo

(Guida per dimagrire e perdere peso, ricette chetogenetiche per principianti)

Ponziano Richichi

SOMMARIO

pancetta Classica E Uova 1

Keto Blt Con Pane Nuvola 3

Keto Asparagi Burro Rosolato Con Uova Cremose 7

Uova Strapazzate Messicane Keto 11

Tapas Per La Colazione Keto 13

Insalata Di Tonno Keto Con Capperi 15

Biscotti E Salsa Keto 17

Porridge Di Cocco Keto 21

Ricette Per La Dieta Chetogenica - Pranzo 23

Pizza Keto 27

Meatza Di Pollo Al Barbecue Con Pancetta 30

Torta Di Formaggio Keto Con Finferli .. 33

Frittelle Con Ripieno Di Crema Di Formaggio Salato 37

Piatto Vegetariano Grigliato Keto 40

Gamberi E Guacamole 43

Uova Portobello 45

Salsa Al Tonno 47

Pollo Piccante Con Peperoni E Avocado 49

Salmone E Papaya Al Cocco E Alghe 51

Salmone Croccante Allo Zenzero E Miele Di Manuka 53

Fiori Di Zucca Ripieni 55

Insalata Estiva Funghi E Avocado 57

Tonno Uova E Avocado 58

Pollo Curry E Peperoni 60

Chips Parmigiano 62

Medaglioni Di Manzo E Asparagi 64

Polpette Di Salmone E Cavolfiore 66

Pizza Di Carne 68

Salmone Al Burro 70

Burger Zucchine Carne Avocado 72

Sformato Di Cavolfiore, Prosciutto E Formaggio 78

Zuppa Cremosa Di Broccoli E Pancetta 81

Spinaci Con Paprika E Formaggio 84

Zuppa Di Poblano Fritti Con Formaggio Cheddar 87

Panino Con Pancetta, Avocado E Pollo 90

Spaghetti Con Pollo E Pesto 96

Zucchine Ripiene Di Pollo E Broccoli . 100

Pancetta Classica E Uova

Una delle migliori colazioni keto di sempre! Migliora il tuo gioco con pancetta e uova con questa versione da leccarsi i baffi. Misura il tuo misuratore della fame e goditi tutte le uova di cui hai bisogno per sentirti soddisfatto.

Ingredienti

ciliegia pomodori (opzionale)

prezzemolo fresco (facoltativo)

8 uova

2 45 grammi pancetta a fette

Istruzioni

1. Friggere la pancetta in una padella a fuoco medio alto fino a renderla croccante.
2. Mettere da parte su un piatto. Lascia il grasso fuso nella padella.
3. Usa la stessa padella per friggere le uova.
4. Mettilo a fuoco medio e rompi le uova nel grasso di pancetta.
5. Puoi anche spezzarli in un misurino e versarli con cura nella padella per evitare schizzi di grasso bollente.
6. Cuoci le uova come preferisci. Per il lato soleggiato verso l'alto, lasciare le uova a friggere da un lato e coprire la padella con un coperchio per assicurarsi che si cuociano sopra.
7. Per le uova cotte facilmente: capovolgere le uova dopo pochi minuti e cuocere per un altro minuto. Tagliate

a metà i pomodorini e friggeteli contemporaneamente.

Keto Blt Con Pane Nuvola

Esiste una combinazione di sapori più paradisiaca di pancetta, lattuga e pomodoro? Solo la semplice menzione di "BLT" e le nuvole iniziano a separarsi! Abbiamo abbinato questa versione appetitosa e cheto con soffice pane delle nuvole, noto anche come pane oopsie. Ops, è pane! Senza glutine e senza cereali, è una paradisiaca versione a basso contenuto di carboidrati di un classico sandwich.

Ingredienti

Pane delle nuvole

- 4 uova
- 2 27 grammi crema di formaggio
- 2 pizzico di sale
- 1 cucchiaio di buccia di psillio macinata in polvere
- 1 cucchiaino di lievito in polvere
- 1/2 cucchiaino di cremor tartaro (facoltativo)

Riempimento

4 cucchiai di maionese

2 45 grammi Bacon

67 grammi lattuga

2 pomodoro, tagliato a fettine sottili

Istruzioni

Pane delle nuvole

1. Preriscalda il forno a 267 ° C.
2. Separare le uova, con gli albumi in una ciotola e i tuorli in un'altra. Nota, gli albumi si montano meglio in una ciotola di metallo o ceramica anziché di plastica.
3. Montare gli albumi insieme al sale (e al cremor tartaro, se ne avete bisogno) fino a renderli ben fermi, preferibilmente con uno sbattitore elettrico a mano. Dovresti essere in grado di capovolgere la ciotola senza che gli albumi si muovano.
4. Aggiungere la crema di formaggio, la buccia di psillio, i tuorli d'uovo e il lievito e mescolare bene.
5. Incorporare delicatamente gli albumi nella miscela di tuorlo d'uovo - cercare di mantenere l'aria negli albumi.

6. Mettere due cucchiaiate di composto per porzione su una teglia rivestita di carta. Distribuisci i cerchi con una spatola fino a pezzi spessi circa 2 cm.
7. Cuocere al centro del forno per circa 26 minuti, finché non diventano dorate.
8. Costruire il BLT
9. Friggere la pancetta in una padella a fuoco medio-alto fino a renderla croccante.
10. Porre i pezzi di pane nuvola dall'alto verso il basso.
11. Spalmare la maionese su ogni pane.
12. Mettere a strati la lattuga, il pomodoro e la pancetta fritta tra le metà del pane.

Keto Asparagi Burro Rosolato Con Uova Cremose

Tre dei nostri amati cibi cheto sono al centro di questo gustoso miscuglio. Uova cremose ... asparagi saltati ... burro rosolato. Mmmmm— c'est magnifique! Che modo semplice per gustare un antipasto o una colazione sofisticata!

27 minuti di preparazione

2 6 minuti per cucinare

Ingredienti

- 2 kg di asparagi verdi
- 2 cucchiaio di olio d' oliva
- 4 cucchiaio di succo di limone
- 86 grammi burro
- 67 grammi burro
- 4 uova
- 86 grammi parmigiano grattugiato
- 85 grammi di panna acida
- sale
- peperoncino di Cayenna

Istruzioni

a. Sciogliere il burro a fuoco medio e aggiungere le uova. Mescola finché non è strapazzato. Cuocere, ma non cuocere troppo le uova.
b. Metti le uova calde in un frullatore. Aggiungere il formaggio e la panna acida e frullare fino a ottenere un composto omogeneo e cremoso.

Aggiungere sale e pepe di Cayenna a piacere.

c. Arrostire gli asparagi in olio d'oliva a fuoco medio in una padella larga. Salate e pepate, togliete per ora dalla padella e mettete da parte.

d. Soffriggi il burro nella padella finché non diventa dorato e ha un odore di nocciola. Togliete dal fuoco, lasciate raffreddare e aggiungete il succo di limone.

e. Rimettere gli asparagi nella padella e mescolare insieme al burro fino a quando non diventa caldo.

f. Servire gli asparagi con il burro saltato e le uova cremose.

2. Queste uova cremose e di formaggio vanno con quasi tutto! Provali con il pesce, una bella bistecca o altre verdure. Funzionano anche come condimento per focacce, pane o cracker a basso contenuto di carboidrati.

Uova Strapazzate Messicane Keto

Ingredienti

- 2 pomodoro, tritato finemente
- 6 uova
- 86 grammi formaggio 45 grammi burro
- 2 scalogno, tritato finemente
- 2 jalapeños sottaceto, tritati finemente
- grattugiato
- sale e pepe

Istruzioni

1. In una padella grande, sciogliere il burro a fuoco medio-alto.
2. Aggiungere lo scalogno, i jalapeños e i pomodori e soffriggere per 4 -4 minuti.

3. Sbattete le uova e versatele nella padella. Rimescola per 2 minuti. Aggiungi formaggio e condimenti.
4. Servire con avocado, lattuga croccante e condimento per aggiungere ancora più eccitazione a questo pasto piccante.

Tapas Per La Colazione Keto

Ingredienti

- 85 grammi di maionese
- 2 27 grammi cetriolo
- 67 grammi peperoni rossi
- 2 27 grammi formaggio cheddar
- 245 grammi prosciutto
- 245 grammi chorizo

Istruzioni

1. Tagliare i salumi, il formaggio e le verdure e bastoncini a cubetti.
2. Disporre su un piatto, servire e gustare.
3. Sentiti libero di usare diversi formaggi come mozzarella, gouda, ecc. E carni

diverse come salame e prosciutto serrano.
4. Se vuoi intrufolarti in altri sapori e colori, aggiungi un avocado, un po' di mozzarella o ravanelli e noci, ma assicurati di regolare i grammi di carboidrati, grassi e proteine per i cambiamenti che apporti.

Insalata Di Tonno Keto Con Capperi

Ingredienti

- 2 cucchiaio di capperi
- 1 porro, tritato finemente
- 1 cucchiaino di fiocchi di peperoncino
- 2 27 grammi tonno in olio d'oliva
- 85 grammi di maionese o maionese vegana
- 2 cucchiai di crème fraîche o crema di formaggio
- sale e pepe

Istruzioni

1. Lascia scolare il tonno.
2. Mescolare insieme tutti gli ingredienti, condire con sale, pepe e peperoncino. È tutto pronto!
3. Servire con uova sode e pane croccante al sesamo LCHF.

4. Puoi anche aggiungere le uova tritate nell'insalata e aggiungere della salsa di peperoncino piccante per un po' di calore.
5. Puoi anche sostituire la panna acida con la maionese per un'opzione senza latticini o sostituire i capperi con olive o cetriolini.

Biscotti E Salsa Keto

Ingredienti

Biscotti

- 2 cucchiaino di aglio in polvere o altro condimento a piacere (facoltativo)
- 2 cucchiaino di olio di cocco spray
- 267 grammi di farina di mandorle
- 1/2 di cucchiaino di sale marino
- 2 cucchiaino di lievito in polvere
- 4 albumi d'uovo
- 2 cucchiai di burro molto freddo o olio di cocco

Sugo

- 450 grammi salsiccia fresca sbriciolata, preferibilmente maiale
- 267 grammi di crema di formaggio o crema di cocco
- 267 grammi di brodo di manzo o di pollo
- sale e pepe

Istruzioni

Biscotti

a. Preriscalda il forno a 220 ° C. Ungere una teglia o una teglia per muffin con olio di cocco spray.
b. Montare gli albumi fino a renderli spumosi e sodi.
c. In una ciotola media separata, mescola il lievito nella farina di mandorle.
d. Tagliate il burro FREDDO e il sale (se il burro non è freddo, i biscotti non

saranno sfogliati). Aggiungere delicatamente il composto secco agli albumi.
e. Versare una cucchiaiata di pasta sulla teglia (o stampo per muffin) e cuocere per 2 2 -2 6 minuti.

Sugo

1. Cuocere la salsiccia in un'ampia padella a fuoco medio per 6 -6 minuti o fino a completo riscaldamento, mescolando spesso.
2. Aggiungere gradualmente la crema di formaggio e il brodo; cuocere fino a quando il composto diventa morbido e si addensa, mescolando continuamente fino a che liscio.
3. Ridurre la temperatura a medio bassa; cuocere a fuoco lento per 2 minuti, mescolando continuamente. Aggiustare di sale e pepe.

4. Biscotti divisi a metà. Mettere 2 metà su ciascuno dei piatti; guarnire con circa ⅓ di tazza di salsa.

Porridge Di Cocco Keto

Ingredienti

- 2 pizzico di sale
- 45 grammi burro o olio di cocco
- 4 cucchiai di crema al cocco
- 2 uovo sbattuto
- 2 cucchiaio di farina di cocco
- 2 pizzico di buccia di psillio in polvere

Istruzioni

1. In una piccola ciotola, unire l'uovo, la farina di cocco, la buccia di psillio in polvere e il sale.
2. A fuoco basso, sciogliere il burro e la crema di cocco. Incorpora lentamente il composto di uova, unendo fino a ottenere una consistenza cremosa e densa.

3. Servire con latte di cocco o panna. Completa il tuo porridge con alcuni frutti di bosco freschi o congelati e divertiti!
4. Se ti ritrovi con del latte di cocco avanzato, mettine un po' nel tuo prossimo frullato. Lo addenserà un po' e lo renderà più ricco e ripieno.

Ricette Per La Dieta Chetogenica - Pranzo

Ingredienti

Maiale arrosto

- 67 grammi zenzero fresco
- 2 cucchiaio di olio d'oliva o olio di cocco
- 2 cucchiaio di paprika in polvere
- 1 cucchiaino di pepe nero macinato
- Salsa cremosa
- Sgocciolature dalla carne
- 2 85 grammi di panna da montare pesante
- 2 kg. di spalla di maiale o arrosto di maiale
- 1 cucchiaio di sale
- 2 foglia di alloro
- 6 grani di pepe nero

- 45 0 grammi d'acqua
- 2 cucchiaini di timo essiccato o rosmarino essiccato
- 2 spicchi d'aglio

Istruzioni

1. Preriscalda il forno a fiamma bassa: 2 00 ° C.
2. Mettere la carne in una teglia profonda e condire con sale. Aggiungere l'acqua per coprire 1/2 della carne. Aggiungere la foglia di alloro, i grani di pepe e il timo. Mettere la pirofila nel forno per 8 -8 ore, coperta con un foglio di alluminio.
3. Se usi una pentola a cottura lenta, fai la stessa cosa nel passaggio 2 ma aggiungi solo 267 grammi di acqua. Cuocere per 8 ore a fuoco basso o 4 ore a fuoco alto.
4. Togli la carne dalla teglia e conserva il sugo della padella in una padella separata.

5. Accendi il forno a una temperatura di 225 ° C.
6. Grattugiare o tritare finemente l'aglio e lo zenzero in una piccola ciotola. Aggiungere olio, erbe aromatiche e pepe e mescolare bene per unire.
7. Strofina la carne con la miscela di aglio / erbe.
8. Rimetti la carne nella teglia e arrostisci per circa 2 0-2 6 minuti o fino a doratura.
9. Tagliate la carne a fettine sottili e servite con il sugo cremoso e contorni a scelta.

Sugo

1. Filtrare il gocciolamento della padella riservato per rimuovere eventuali solidi.
2. Bollire e ridurre a circa la metà del volume.
3. Versare in una pentola la panna da montare e portare a ebollizione.
4. Abbassa la fiamma e lascia sobbollire per circa 25 minuti o nella consistenza che preferisci.
5. Lascia che la ricetta funzioni per te! Esistono diversi modi per sfruttare il tempo di cottura lungo a proprio vantaggio.
6. Puoi iniziare la mattina presto e dare gli ultimi ritocchi in tempo per la cena.
7. Oppure puoi iniziare la sera per il pranzo: cuocilo lentamente durante la notte e durante il giorno metti da parte l'arrosto in frigorifero.

8. Prepara la salsa e fai la cottura finale quando arrivi a casa.

Pizza Keto

Ingredienti

Guarnizione

- 4 cucchiai di salsa di pomodoro non zuccherata
- 2 cucchiaino di origano essiccato
- 2 45 grammi formaggio grattugiato
- 67 grammi peperoni
- olive (facoltativo)

Per servire

- 67 grammi verdure a foglia verde
- 4 cucchiai di olio d'oliva
- sale marino e pepe nero macinato

Istruzioni

1. Preriscalda il forno a 220 ° C.
2. Inizia facendo la crosta. Rompi le uova in una ciotola di medie dimensioni e aggiungi il formaggio grattugiato. Dagli una bella mescolata per unire.
3. Usa una spatola per stendere il formaggio e la pastella di uova su una teglia foderata di carta forno. Puoi formare due cerchi rotondi o semplicemente fare una pizza rettangolare grande. Cuocere in forno per 2 6 minuti fino a quando la crosta della pizza diventa dorata. Rimuovere e lasciare raffreddare per un minuto o due.

4. Aumenta la temperatura del forno a 226 °C.
5. Spalmare la salsa di pomodoro sulla crosta e cospargere di origano. Guarnire con il formaggio e adagiarvi sopra i peperoni e le olive.
6. Infornare per altri 6 -27 minuti o finché la pizza non avrà assunto un colore marrone dorato.
7. Servire con una fresca insalata a parte.

Meatza Di Pollo Al Barbecue Con Pancetta

ingredienti

Crosta di Meatza

- 1 cucchiaino di fumo liquido
- 1/2 di cucchiaino di cipolla in polvere
- 1/2 di cucchiaino di aglio in polvere
- 2 pizzico di sale
- 6 00 grammi di pollo macinato
- 1 cucchiaino di sale
- 450 grammi parmigiano, in polvere
- Salsa barbecue
- 85 grammi di salsa di pomodoro
- 2 cucchiaino di aceto di sidro

Condimenti

- 2 45 grammi provolone grattugiato o formaggio cheddar piccante
- 1 cipolla rossa, affettata (facoltativa)
- 2 85 grammi Bacon

Istruzioni

1. Preriscalda il forno a 225 ° C. Se hai una pietra per pizza, mettila nel forno.
2. Metti il pollo macinato in una grande ciotola. Aggiungere il sale e il parmigiano e utilizzare le mani per amalgamare bene.
3. Ungete un foglio di carta forno e adagiatelo su una teglia da forno o una pala per pizza non bordata per un facile trasferimento in forno. Posiziona la miscela di crosta sulla pergamena e usa le mani per formare un cerchio di 45 cm o un quadrato di 26 cm. Far scorrere il pezzo di pergamena con la crosta sulla pietra per pizza calda nel

forno o su una teglia. Cuocere per 2 2-2 6 minuti, finché la crosta non diventa leggermente dorata e il pollo è cotto.

4. Nel frattempo, prepara la salsa barbecue. Mettere la salsa di pomodoro, l'aceto, il fumo liquido, la cipolla in polvere, l'aglio in polvere e il sale in una ciotola di medie dimensioni e mescolare fino a che liscio. Assaggia e regola il condimento a tuo piacimento, se lo desideri.

5. Rimuovere la crosta della pizza dal forno, guarnire con salsa barbecue, formaggio e fette di cipolla rossa se lo si desidera. Rimettere in forno per 8 minuti o finché il formaggio non si sarà sciolto.

6. Nel frattempo, mettere la pancetta a dadini in una padella di ghisa a fuoco medio-alto e cuocere fino a renderla croccante, circa 4 minuti.

7. Sfornare la pizza e guarnire con pancetta croccante.

Torta Di Formaggio Keto Con Finferli

Ingredienti

Crostata

- 2 cucchiaino di lievito in polvere
- 1 cucchiaino di sale
- 2 uovo
- 45 grammi d'acqua
- 2 cucchiai di olio d'oliva leggero
- 267 grammi di farina di mandorle
- 41 cucchiai di semi di sesamo
- 67 grammi di farina di cocco
- 2 cucchiaio di buccia di psillio in polvere

Riempimento

- 220 grammi di panna da montare
- 2 45 grammi formaggio Parmigiano
- 450 grammi funghi
- 67 grammi burro, per friggere
- 2 cucchiaino di timo essiccato
- sale e pepe
- 4 uova

Istruzioni

1. Preriscalda il forno a 2 86 °C.
2. Mescolare tutti gli ingredienti per la crosta di torta in un robot da cucina per 2 -2 minuti, fino a ottenere un impasto compatto. Se non hai un robot da cucina, impasta gli ingredienti in una ciotola usando una forchetta o le mani. Lasciate riposare in frigorifero per 6 -27 minuti.
3. Stendere la pasta, dello spessore di circa 1 cm, tra due fogli di carta forno. Puoi anche stendere la pasta con le

mani ben oliate o con una spatola direttamente in una tortiera antiaderente. Se usi una teglia a cerniera, posiziona della carta forno tra l'anello e il fondo per facilitare la cottura della torta.

4. Pulire i funghi e friggerli nel burro fino a dorarli. Aggiungere timo, sale e pepe a piacere. Sbatti insieme il resto degli ingredienti e versalo nella crosta di torta.
5. Aggiungi i funghi. Salva alcuni bei per la decorazione / servizio. Infornare per 45 minuti o fino a quando la torta non assume un bel colore dorato e il ripieno è pronto. Lasciar raffreddare qualche minuto prima di servire.
6. Questa torta può essere preparata in anticipo e si conserva bene nel congelatore.
7. Si scongela meglio a temperatura ambiente e si può riscaldare delicatamente nel microonde o nel

forno a bassa temperatura. Proteggi i bordi con un foglio di alluminio in modo che non si bruci se lo riscaldi nel forno.

Servire con alcune verdure a foglia verde a parte.

Frittelle Con Ripieno Di Crema Di Formaggio Salato

Ingredienti

Guarnizione

- 2 cucchiai di olio d'oliva
- 1 cipolla rossa, tagliata a fettine sottili
- sale marino
- macinato pepe nero
- 245 grammi crema di formaggio o ricotta
- 2 cucchiai di pesto verde o rosso

Pancakes

- 2 cucchiaio di buccia di psillio in polvere
- burro o olio di cocco, per friggere
- 6 uova
- 300 grammi fiocchi di latte

- 2 pizzico di sale

Istruzioni

1. Mescolare la crema di formaggio, 2 cucchiaio di olio d'oliva e il pesto. Mettere da parte.
2. Mescolare le uova, la ricotta, il sale e la buccia di psillio in polvere con un frullatore a immersione fino a ottenere una pastella liscia.
3. Lascia riposare per 27 minuti.
4. Scalda un paio di cucchiai di burro o olio d'oliva in una padella larga a fuoco medio.
5. Mettere alcune cucchiaiate di pastella di ricotta, di massimo 2-4 cm di diametro, nella padella e friggere le frittelle per qualche minuto su ciascun lato.
6. Servire con una generosa quantità di crema di formaggio e qualche fetta di cipolla rossa.

7. Completare con sale marino e pepe nero macinato fresco. Cospargere con l'olio d'oliva rimanente.
8. Se non hai il pesto in casa, puoi insaporire la crema di formaggio con altre cose, come erba cipollina tritata finemente, erbe fresche o uova di pesce affumicate.

Piatto Vegetariano Grigliato Keto

Ingredienti

- 45 grammi mandorle
- 85 grammi di maionese o crème fraîche
- 45 grammi verdure a foglia verde
- sale e pepe
- $2/4$ melanzane
- 1 zucchine
- 45 grammi di olio d'oliva
- 1 limone, il succo
- 2 45 grammi formaggio cheddar
- 27 olive nere

Istruzioni

1. Tagliare le melanzane e le zucchine a fette spesse mezzo pollice nel senso della lunghezza. Salate su entrambi i lati e lasciate riposare per 6 -27 minuti.
2. Preriscalda il forno a 46 0 ° F (226 ° C) o, ancora meglio, imposta il forno sulla griglia.
3. Usa della carta assorbente o un canovaccio pulito per tamponare zucchine e melanzane finché non si asciugano in superficie.
4. Disporre le fette su una teglia rivestita di carta forno. Spennellate l'olio d'oliva e condite con pepe.
5. Cuocere (o cuocere alla griglia) per 2 6 -25 minuti o fino a doratura su entrambi i lati, girando una volta a metà. Puoi anche friggere le verdure in una padella capiente o cuocerle su una griglia.

6. Al termine, disporre su un piatto da portata. Condire con olio d'oliva e succo di limone appena spremuto.
7. Servire con cubetti di formaggio, mandorle, olive, maionese o crème fraiche e verdure a foglia.
8. Tostare le mandorle a secco (in forno a 26 0 ° C per circa un'ora) per un sapore ancora maggiore. Mescolare le noci calde con olio di mandorle e sale per una finitura perfetta.

Gamberi E Guacamole

Ingredienti

2 pizzico pepe nero

27 g scalogno

2 pizzico sale

2 cucchiaio di olio extravergine di oliva

2 avocado maturo

2 pomodoro ramato

27 g succo di lime

2 peperoncino verde

Procedimento

1. Sbucciare l'avocado e togliere l'osso. Irrorare la polpa di avocado con il succo di lime.
2. aggiungere sale e pepe (assaggiare!)
3. poi mondare e tritare finemente lo scalogno ed aggiungere alla polpa di avocado schiacciata con una forchetta, insieme al pomodoro ridotto a cubetti, e al peperoncino precedentemente svuotato dei semi e tagliato anch'esso a cubetti.
4. Aggiungere 2 cucchiaio di olio evo e mescolare.
5. Se si gradisce una consistenza più cremosa ed omogenea, si può frullare tutto in un mixer.

Uova Portobello

Ingredienti:

4 cucchiai di Parmigiano grattugiato, 2 Fungo Portobello, 2 uovo, 2 cucchiaino olio extravergine d'oliva, 1 cucchiaino di Timo, 2 pizzico di pepe nero, 2 pizzico di sale

Procedimento:

Preriscalda il forno a 200°C. In una teglia, metti il cappello del fungo verso il basso e sfuma con dell'olio d'oliva.

Cospargi di timo e sale e metti nel forno preriscaldato a cuocere per 4 -6 minuti.

Togli dal forno. Cospargi con parmigiano grattugiato.

Rompi un uovo nel solco lasciato dal gambo del Portobello, cospargi di timo e sale e rimetti i funghi nel forno.

Cospargi di timo e sale e rimetti i funghi nel forno.

Cuoci per 2 6 minuti o fino a quando l'albume è cotto. Servi e goditi il piatto!

Salsa Al Tonno

Ingredienti:

- 2 4 6 gr di filetti di tonno all'olio di oliva
- 2 alici
- 2 prese di sale
- pepe a gradimento
- 2 cucchiaino di senape

Procedimento

1. frullare tutti gli ingredienti. Conservare in frigorifero. si può utilizzare per tartine o come salsa di accompagnamento.

Pollo Piccante Con Peperoni E Avocado

INGREDIENTI

2 cucchiaino di olio d'oliva

2 pizzico di sale

2 cucchiaio di senape

2 pizzico di pepe nero

1 avocado

2 27 gr di petti di pollo, a cubetti

1 avocado

2 cucchiai di olio di cocco

2 peperone verde, a dadini

2 cucchiaino di aglio

2 cucchiaino di peperoncino, schiacciato

PREPARAZIONE

1. Taglia la carne di pollo in bocconcini e mescolala bene con le spezie.
2. Soffriggi i cubetti di pollo nell'olio di cocco, a fuoco medio.

3. Quando il pollo è cotto, trasferiscilo su un piatto e servilo con il peperone crudo alla julienne, e l'avocado a cubetti con sale, pepe e succo di lime.

Salmone E Papaya Al Cocco E Alghe

- 25g di arame
- 2 cucchiaio di zenzero tritato
- 2 cucchiaio di cocco grattugiato
- semi di sesamo per guarnire
- gomasio
- 2 papaya ben matura
- 650g di filetto di salmone fresco
- succo di 2 lime
- succo e scorza di 2 limone
- 2 cucchiaio di amido di mais

1. Sbucciate e tagliate la papaya a tocchetti e mettetela in una ciotola con un goccio di succo di lime.
2. Unite in un pentolino il succo di lime e di limone, la scorza, lo zenzero, le alghe, il gomasio e l'amido.

3. Mescolate continuamente e portate a bollore a fuoco basso finché la salsa non raggiunge la consistenza desiderata.
4. Fate raffreddare un po' e versate sulla papaya e sul salmone.
5. Guarnite con il cocco e i semi di sesamo.

Salmone Croccante Allo Zenzero E Miele Di Manuka

- 2 ciuffo di aneto
- 2 cucchiaio di succo di limone
- 4 cucchiai d'olio EVO
- semi di sesamo
- 650g di salmone fresco
- 2 cucchiaio di miele di manuka
- 2 cucchiaio di zenzero fresco grattuggiato
- 2 cucchiaio di coriandolo in grani
- sale

1. Preriscaldate il forno a 2 80°C.
2. Mescolate lo zenzero con due cucchiai d'olio.
3. Tagliate il salmone a fette spesse e spennellatelo con questo olio.

Fiori Di Zucca Ripieni

Ingredienti

- 27 fiori di zucca medio grandi
- 220 gr ricotta vaccina
- 267 gr grana o parmigiano grattugiato
- sale e pepe
- 2 uovo

Procedimento

1. in una terrina mischiare ricotta, grana e uovo. Aggiustare di sale e pepe (e altre spezie se gradite).

2. Mondare i fiori di zucca lavandoli e asciugandoli delicatamente con della carta da cucina e togliere il pistillo interno cercando di non romperli.
3. Prearare una sac a poche con il composto di formaggio, io l'ho usata senza beccuccio. Con la sac a poche, rimpite i fiori e disponeteli su un foglio di carta forno con cui avrete rivestito la placca del forno.

Insalata Estiva Funghi E Avocado

Ingredienti:

- 27 gr olio extravergine di oliva
- succo di limone
- prezzemolo qb
- 267 gr funghi freschi
- 1 avocado non troppo maturo
- parmigiano a scaglie
- sale qb

PREPARAZIONE:

1. tagliare funghi e avocado in fette sottili. mischiare olio, limone, sale, prezzemolo.

2. condire i funghi e l'avocado con la salsa, ed in ultimo aggiungere le scaglie di parmigiano.

Tonno Uova E Avocado

INGREDIENTI

2 cucchiai di maionese

2 pizzico di pepe nero

2 pizzico di sale

1 avocado

2 uova

2 27 gr di tonno all'olio d'oliva

85 gr di spinaci nani

PREPARAZIONI

1. Fai bollire le uova per 4-8 minuti a seconda di come ti piacciono – se ti piacciono – alla coque o sode.
2. Fai una insalata con tonno, spinaci, maionese, sale e pepe.
3. Taglia l'avocado a fette, spruzzalo con succo di limone e aggiungilo all'insalata.
4. Adagia le uova al centro dell'insalata e servi.

Pollo Curry E Peperoni

INGREDIENTI

- 1 cetriolo, tagliato a cubetti
- 2 cucchiaio di semi di zucca
- 2 cucchiaio di mirtilli
- 2 pizzico di sale
- 2 pizzico di pepe nero
- 2 pizzico di curry in polvere
- 2 cucchiaino di coriandolo, tritato finemente
- 4 cucchiai di crema di cocco
- 2 27 gr di petti di pollo
- 2 cucchiai di olio di cocco
- 2 peperone rosso, tagliato a pezzettini

PREPARAZIONE

1. Preriscalda una padella a fuoco medio-alto e cuoci il pollo a cubetti nell'olio di cocco fino a doratura.
2. Disponi i pezzi di pollo in una ciotola e lasciali raffreddare per alcuni minuti. Aggiungi nella ciotola il peperone a cubetti, il cetriolo o le zucchine, i semi di zucca, i mirtilli. Mescola con la crema di cocco, il curry in polvere, il sale e il coriandolo tritato.

Chips Parmigiano

INGREDIENTI

2 cucchiaino di origano

2 cucchiaino di basilico

45 gr di Parmigiano

2 cucchiaini di aglio in polvere

2 cucchiaini di peperoncino macinato

PREPARAZIONE

1. Preriscalda il forno 2 80°C. Fodera una teglia con della carta pergamena.

2. Metti il parmigiano sulla teglia. Distribuiscilo fino a formare dei cerchi sottili.
3. Cospargi uniformemente con delle spezie.
4. Cuoci in forno per 6 -8 minuti o finché i bordi esterni diventano dorati.
5. Puoi anche mettere le chips in una busta sigillata e usarle come snack.

Medaglioni Di Manzo E Asparagi

INGREDIENTI

2 pizzico di sale

2 cucchiaino di zenzero

2 cucchiaino di prezzemolo

2 pomodori pachino, tagliati a metà

25 gr di funghi, tritati

1 manciata di asparagi

2 cucchiai di olio di cocco

2 cucchiaio di cipolla

PREPARAZIONE

1. Spolvera le bistecche con sale e pepe nero.
2. Riscalda dell'olio di cocco in una padella, a fuoco medio.
3. In padella occorrono solo 2 minuti per lato per un livello di cottura medio-crudo. Cuoci più a lungo se preferisci la bistecca media o ben cotta.
4. Rimuovi la carne dalla padella. Ungi con dell'olio di cocco e aggiungi la cipolla.
5. Aggiungi nella stessa padella gli asparagi, i funghi e mescola bene.
6. Aggiungi i pomodorini pachino.
7. Condisci con prezzemolo e zenzero. Mescola bene e cuoci fino a che le verdure siano tenere.

Polpette Di Salmone E Cavolfiore

INGREDIENTI

2 cucchiaini di burro

2 pizzico di pepe nero

2 pizzico di sale

2 tuorlo d'uovo

8 6 gr di cavolfiore

2 27 gr di salmone

PREPARAZIONE

1. Taglia il pesce a pezzetti e mettilo nel robot da cucina.
2. Aggiungi i tuorli d'uovo, la panna e le spezie.
3. Forma dei rotoli con le mani bagnate.
4. Friggi nel burro a fuoco medio fino a doratura. Abbassa il fuoco e soffriggi per qualche altro minuto fino a cottura completa.
5. Taglia il cavolfiore in modo grossolano e mettilo in una pentola capiente. Ricopri d'acqua. Porta a ebollizione e aggiungi un generoso pizzico di sale. Abbassa la fiamma e lascia cuocere a fuoco lento fino a quando il cavolfiore non sia tenero. Scola per bene.
6. Servi le polpette di salmone con il cavolfiore appena bollito, con succo di limone o lime e pepe bianco e un filo d'olio extravergine di oliva.

Pizza Di Carne

Ingredienti:

2 cucchiaino di origano

2 cucchiaino di basilico

2 cucchiaino di aglio, schiacciato

2 pizzico di sale

4 6 gr di funghi

2 27 gr di carne macinata

4 cucchiai di mozzarella, tagliuzzata

85 gr di spinaci

2 cucchiaio e 1 di burro ghee o chiarificato

2 pizzico di pepe nero

PREPARAZIONE

1. Forma la "crosta" della pizza: in una scodella unisci carne macinata, origano, basilico, sale e pepe e mescola bene.
2. Preriscalda il forno a 200°C. Metti la "pizza" di carne su una teglia foderata con della carta da forno.
3. Premi bene con le mani per formare una bella forma arrotondata. Cuoci nel forno preriscaldato per circa 2 0-2 6 minuti.

Salmone Al Burro

INGREDIENTI

2 cucchiai di maionese meglio se fatta in casa

2 cucchiaini di prezzemolo

2 cucchiaini di spicchi d'aglio

2 27 gr di Filetti di salmone tagliati a pezzi grandi

2 cucchiai di parmigiano grattugiato

2 cucchiaini di burro ghee o chiarificato

PREPARAZIONE

1. Metti il salmone nella padella foderata con la carta da forno e condisci leggermente con sale e pepe. Preriscalda il forno a 2 80°C
2. In una ciotola, aggiungi il burro e gli ingredienti rimanenti e mescola fino a quando non sia ben amalgamato.
3. Versa la salsa sopra i filetti di salmone.
4. Preriscalda il forno a 2 80°C e cuoci il salmone fino a poterlo sfaldare facilmente con una forchetta.

Burger Zucchine Carne Avocado

INGREDIENTI

2 pizzico di sale

2 cucchiaio di maionese (meglio se fatta in casa)

2 cucchiaio di mostarda (attenzione a sceglierne una senza zucchero)

1 avocado, tagliato a fettine

2 27 gr di carne macinata

267 gr di zucchine, tagliate a fette spesse

2 cucchiaino di olio d'oliva

PREPARAZIONE

1. Preriscalda il forno a 200°C. Ungi una teglia con dell'olio d'oliva o d'avocado e cospargi di sale. Disponi le fette di zucchine sulla teglia.
2. Forma delle polpette di carne macinata, appiattiscile e mettile nella teglia.
3. Metti la teglia in forno e cuoci per 2 6 minuti. Metti la carne tra 2 fette di zucchine e aggiungi la fetta di avocado, la maionese e la senape.

Cuoci fino a dorare gli hamburger.

Puoi fare anche un secondo strato!

Fissa con uno stuzzicadenti. Il tuo piatto è pronto, buon appetito!

INGREDIENTI

2 cucchiaio di burro

2 pizzico di pepe

2 pizzico di sale

2 cucchiaio di paté di fegato

2 cucchiai di mozzarella a pezzetti

2 cucchiai di farina di mandorle

2 27 gr di bistecche di filetto, tagliate a metà

PREPARAZIONE

Marina la carne con sale e pepe.

In una padella, sciogli il burro a fuoco medio-alto e aggiungi la carne di manzo marinata.

Lascia raffreddare le bistecche e nel frattempo riscalda la mozzarella nel microonde, per circa 2 minuto.

Mescola la farina di mandorle.

Mescola bene fino a formare un impasto.

Metti l'impasto su un pezzo di carta forno.

Metti un altro pezzo di carta forno sopra l'impasto e usa un mattarello per appiattirlo.

Rimuovi il secondo pezzo di carta forno.

Distribuisci il paté sull'impasto.

Metti la carne in una delle estremità dell'impasto.

Arrotola l'impasto e la carne.

Preriscalda il forno a 200°C. Fodera una teglia con della carta da forno e posiziona l'impasto.

Cuoci per circa 26 -45 minuti o fino a quando la "pasta" è dorata.

Sformato Di Cavolfiore, Prosciutto E Formaggio

Ingredienti:

2 cucchiaino di scalogno in polvere

1 cucchiaino di pepe di Caienna

1/2 cucchiaino di salvia essiccata

1 cucchiaino di origano essiccato

1 cucchiaino di burro, sciolto

2 (220 grammi) di cavolfiore a testa, spezzato in cimette

1 tazza di formaggio svizzero, sminuzzato

1 tazza di formaggio misto messicano, temperatura ambiente

1 tazza di yogurt alla greca

2 tazza di prosciutto cotto, tritato

2 peperoncino arrosto, tritato

1 cucchiaino di porcini in polvere

2 cucchiaino di aglio in polvere

Sale marino e pepe nero macinato, quanto basta

Indicazioni

1. Inizia preriscaldando il forno a 2 85 gradi. Quindi, ricopri il fondo e i lati di una pirofila con 1 cucchiaino di burro fuso.
2. Svuota il cavolfiore in una pentola e coprilo con l'acqua. Lasciar cuocere per 6 minuti fino a quando non sarà morbido. Schiaccia il cavolfiore preparato con uno schiacciapatate.

3. Ora, aggiungi il formaggio; mescolate finché il formaggio non si sarà sciolto. Aggiungi lo yogurt alla greca, il prosciutto tritato, il pepe arrostito e le spezie.
4. Mettere il composto nella casseruola preparata; cuocere in forno preriscaldato per 25 minuti. Lasciate riposare per circa 27 minuti prima di tagliare. Servite e gustate!

Zuppa Cremosa Di Broccoli E Pancetta

Ingredienti:

1 broccoli a testa, spezzati in piccoli fiori

4 tazze d'acqua

2 tazza di brodo di pollo

1 tazza di yogurt intero

2 fette di bacon, tritate

2 cucchiai di scalogno, tritato

2 carota, tritata

2 sedano tritato

Sale e pepe nero macinato, quanto basta

2 cucchiaino di aglio, tritato finemente

1 cucchiaino di rosmarino essiccato

2 rametto di timo, privato di e tritato

1 testa di cavolo cappuccio verde, sminuzzato

Indicazioni

1. Riscalda una pentola a fuoco medio; rosola la pancetta fino a renderla croccante.
2. Quindi, cuocere scalogno, carote e sedano in 2 cucchiaio di grasso. Aggiungi sale, pepe e aglio; cuocere per un altro minuto o fino a quando non diventa croccante.

3. Ora, aggiungi rosmarino, timo, cavolo e broccoli. Versare l'acqua e il brodo, portando a ebollizione rapida; abbassate la fiamma e lasciate cuocere a fuoco lento per altri 27 minuti.
4. Aggiungere lo yogurt e cuocere per altri 6 minuti, mescolando di tanto in tanto. Usa un frullatore ad immersione per frullare la zuppa fino a renderla liscia. Assaggia e aggiusta i condimenti. Guarnisci con la pancetta cotta appena prima di servire.

Spinaci Con Paprika E Formaggio

Ingredienti:

1 cucchiaino di sale all'aglio

1/2 cucchiaino di pepe nero macinato o più a piacere

1 cucchiaino di pepe di Caienna

86 grammi di crema di formaggio

1 tazza di doppia panna

2 cucchiaio di burro, temperatura ambiente

2 spicchio d'aglio, tritato

280 grammi di spinaci

Indicazioni

1. Sciogliere il burro in una casseruola preriscaldata a fuoco medio. Una volta caldo. Cuoci l'aglio per 45 secondi.
2. Ora aggiungi gli spinaci; copri la padella per 2 minuti per far appassire gli spinaci. Condisci con sale, pepe nero e pepe di Caienna.
3. Mescola il formaggio e la panna; mescolate fino a quando il formaggio si scioglie. Servi immediatamente.

Zuppa Di Poblano Fritti Con Formaggio Cheddar

Zuppa a base di cavolfiore schiacciato con panna acida e formaggio cheddar piccante, che decorerà la tavola in qualsiasi momento dell'anno.

I peperoncini fritti Poblano possono essere sostituiti con il comune peperoncino bulgaro, se si vuole che il piatto non sia troppo piccante. Aggiungere spinaci freschi un ottimo modo per ottenere fibre extra, ferro e vitamina C, mentre si segue la dieta chetogenica!

Ingredienti:

- 29 3 gr. Formaggio Cheddar
- 1 cucchiaio di polvere d'aglio
- 1 cucchiaino di cumino
- 1 cucchiaino di paprika
- 3 Peperoncini Poblano
- 1 Testa di cavolfiore
- 25 0 gr. Brodo vegetale
- 1 cucchiaio di burro
- 30 gr. Cipolla a dadini
- 55 gr. Panna acida

Preparazione:

1. Accendere il forno a livello medio e disporre i peperoni Poblano su una teglia da forno.
2. Rosolare, girando ogni tanto fino a quando la buccia diventa scura e i peperoni diventano morbidi.
3. Mettete il peperone in un contenitore, copritelo e lasciatelo raffreddare.
4. Fare cuocere il cavolfiore a vapore fino a quando non diventa molto morbido. Ci vogliono circa 5 minuti nel microonde o 711 su un normale fornello.
5. Usando un frullatore o un mixer, schiacciate il cavolfiore e 90 grammi di brodo vegetale. Versare il resto del brodo e continuare a mescolare il purè di patate fino a quando non diventa una massa omogenea.
6. Sciogliere il burro in una pentola e friggere le cipolle a fuoco medio fino a renderle traslucide.

7. Aggiungere alla pentola metà della purea di cavolfiore, la panna acida e il formaggio, cuocere mescolando finché la zuppa non si addensa. Diminuire il calore.
8. Togliere la buccia e i semi dal peperoncino Poblano raffreddato e tagliarlo a cubetti, lasciando circa 1 cucchiaio per decorare la zuppa finita. Aggiungere alla pentola la restante purea di cavolfiore e il pepe a dadini.
9. Far bollire a fuoco medio per circa 5 minuti.
10. Aggiungere alla zuppa l'aglio in polvere, la paprika affumicata e il cumino e togliere dal fuoco.

Panino Con Pancetta, Avocado E Pollo

La maggior parte di quelli che seguono la dieta chetogenica dimenticano completamente il pane i panini sostanziosi e i crostini croccanti nella zuppa. Oggi vi dirò come cuocere il pane in stile cheto, e fare un panino molto gustoso e semplice con pancetta, pollo e avocado!

Ingredienti:

- 7 Fette di pancetta
- 7 Fette di formaggio
- 7 Pomodori ciliegina
- 175 gr. Avocado
- 3 Uova grandi
- 9 5 gr. Crema di formaggio
- 1 cucchiaino di aglio essiccato macinato
- 3 cucchiai di maionese
- 3 cucchiai di salsa al peperoncino

Preparazione:

1. Preriscaldare il forno a 150°C. Rompere in due ciotole pulite e asciutte le uova, i tuorli e gli albumi separatamente.
2. Aggiungete il sale. Frullare gli albumi fino a ottenere punte morbide.
3. Nella ciotola con i tuorli, aggiungere la crema di formaggio e sbattere fino a raggiungere un colore giallo pallido. Mescolare delicatamente gli albumi montati con i tuorli. Coprire la teglia da forno con carta da forno. Dividere l'impasto in circa 7 porzioni e posizionarlo sulla carta.
4. Con l'aiuto di una spatola, dare ai futuri toast una forma più squadrata. Cospargere di aglio e

mettere in forno preriscaldato per 25 minuti.

5. Mentre il nostro soffice pane viene cotto, friggere la pancetta e il pollo tritato finemente con sale e pepe a piacere. Per riempire i panini, mescolare prima la maionese e la salsa al peperoncino, metterne un terzo sulla metà inferiore del pane. Mettere il pollo sopra questa salsa piccante. Poi 3 fette di formaggio, 3 fette di pancetta, 3 pomodori a fette. Mettere un terzo dell'avocado sopra il ripieno, schiacciandolo in un purè. Coprire la parte superiore con del pane .

Spaghetti Con Pollo E Pesto

Non vi aspettavate certo una ricetta di questo tipo un vero classico italiano: spaghetti al pesto e filetto di pollo tenero con pomodorini al forno!

La pasta con il pollo è perfetta per un pranzo veloce e soddisfacente nel pieno di una giornata impegnativa, e il basso contenuto di carboidrati permette di poter adottare questa ricetta con una dieta chetogenica!

Ingredienti:

- 3 rametti di basilico fresco
- 30 gr. Noci
- 1 Limone (succo)
- Una fetta d'aglio
- 11 0 gr. Basilico
- 3 Petto di pollo di medie dimensioni
- 3 Zucchine di medie dimensioni
- 11 Pomodori ciliegina
- 3 cucchiai di olio d'oliva

Preparazione:

1. Preriscaldare il forno a 200 °C.
2. Mettete il filetto di pollo su una teglia da forno, versate l'olio d'oliva (mezzo cucchiaio per petto), sale, pepe e infornate per 15 minuti.
3. Togliete la teglia dal forno, mettete i pomodorini vicino ai petti, spennellate il pollo con olio d'oliva e lasciate cuocere per altri 11 15 minuti fino a doratura.
4. Nel frattempo, preparare il pesto:
5. Mescolare in un frullatore parmigiano, noci, succo di limone, uno spicchio d'aglio e basilico. Quindi, versare delicatamente l'olio d'oliva e mescolare la salsa.
6. Fare degli spaghetti alle zucchine. Per fare questo, potete usare qualsiasi tritatutto adatto o semplicemente un coltello.

7. Friggere gli spaghetti con un cucchiaio di olio d'oliva per circa tre minuti fino a quando le zucchine non si ammorbidiscono, poi metterli sulla pasta in due piatti e condirli con il pesto.
8. Aggiungere il pollo tritato e i pomodori al forno, guarnire con un rametto di basilico!
9. Buon appetito!

Zucchine Ripiene Di Pollo E Broccoli

Conosciamo tutti un piatto come i peperoni ripieni. Ora è il momento di provare le zucchine! Sono perfette per essere arrostite con il formaggio e ti aiutano a diversificare la tua dieta a base. Il ripieno si combina perfettamente con il pollo, i broccoli e un po' di panna acida per un gusto cremoso e corposo... Se volete, potete aggiungere del bacon, si adatta perfettamente anche a questa ricetta chetogenica!

Ingredienti:

- 15 0 gr. Pollo alla griglia
- 3 cucchiai di panna acida
- Cipolle verdi, a piacere

- 3 Zucchine
- 3 cucchiaini di burro
- 75 gr. Formaggio Cheddar
- 9 5 gr. Broccoli

Preparazione:
1. Preriscaldare il forno a 200 ° C.
2. Tagliare le zucchine a metà nel verso della lunghezza (in questa ricetta chetogenica, più a lungo si assume la zucchina, meglio è).
3. Togliere i semi e il nucleo della zucchina con il cucchiaio, lasciando una polpa di circa 1 cm di spessore.
4. Aggiungere a ciascuna metà un mezzo cucchiaio di burro fuso, sale e pepe. Mettetele in forno in modo che siano leggermente cotte mentre preparate il ripieno. Ci vogliono circa 20 minuti.

5. Con una forchetta macinare il pollo grigliato a pezzettini. Misurare circa 190 grammi e togliere il resto. Tagliare i broccoli in pezzi comodi da mangiare. Mescolare pollo e broccoli, aggiungere panna acida.
6. Togliere le zucchine dal forno e riempirle con pollo e broccoli. Cospargere con formaggio cheddar grattugiato e rimettere in forno per 11 15 minuti. Il formaggio dovrebbe sciogliersi e diventare dorato. Guarnire con cipolla verde e servire con panna acida o maionese!

www.ingramcontent.com/pod-product-compliance
Lightning Source LLC
LaVergne TN
LVHW020423080526
838202LV00055B/5005